DE LA

CYSTITE AIGUË

COMME

CAUSE DE RÉTENTION D'URINE

En particulier dans le cours des rétrécissements de l'urèthre.

PAR

Le Dr Paul CONDAMY

Ancien interne provisoire des hôpitaux de Paris
Médaille de bronze de l'Assistance publique

PARIS
G. STEINHEIL, ÉDITEUR
2, RUE CASIMIR-DELAVIGNE, 2

1894

DE LA

CYSTITE AIGUË

COMME

CAUSE DE RÉTENTION D'URINE

IMPRIMERIE LEMALE ET Cie, HAVRE

DE LA

CYSTITE AIGUË

COMME

CAUSE DE RÉTENTION D'URINE

En particulier dans le cours des rétrécissements de l'urèthre.

PAR

Le Dr Paul CONDAMY

Ancien interne provisoire des hôpitaux de Paris
Médaille de bronze de l'Assistance publique

PARIS

G. STEINHEIL, ÉDITEUR

2, RUE CASIMIR-DELAVIGNE, 2

1894

DE LA

CYSTITE AIGUË

COMME

CAUSE DE RÉTENTION D'URINE

INTRODUCTION

A côté de la rétention d'urine due à un obstacle uréthral, on observe avec une fréquence, semble-t-il, un peu moins grande, la stagnation d'urine telle que l'a définie Civiale, c'est-à-dire « une collection liquide qui « ne se forme que parce que le réservoir a perdu la « faculté de l'expulser ».

A cette inertie vésicale on reconnaît deux causes : tantôt il s'agit d'une dégénérescence du muscle (lésions séniles, sclérose précoce chez un sujet jeune artério-scléreux, cystite ancienne propagée); tantôt la paralysie de la vessie dépend d'une lésion du système nerveux central ou périphérique, ou survient, en l'absence de toute lésion, chez des hystériques ou des névropathes; la paralysie vésicale d'origine nerveuse, la « neurasthénie vésicale », jouant, suivant M. le professeur Guyon, un rôle aussi important que le spasme de la région membraneuse dans la production de la rétention névropathique. A cette liste, M. Bazy a ajouté récemment les paralysies vésicales chez les glycosuriques.

Mais il est une dernière cause de rétention d'urine dont les auteurs font à peine mention : c'est la paralysie de la tunique musculaire de la vessie consécutive à l'inflammation de la muqueuse sous-jacente. Depuis longtemps déjà M. Bazy a été frappé de la fréquence de cette paralysie, et il nous a engagé à en faire l'objet de ce travail ; travail que nous n'aurions jamais osé entreprendre sans son appui et dans le cours duquel il n'a cessé de nous servir de guide.

C'est pour nous, ajoutée à tant d'autres, une nouvelle cause de reconnaissance pour notre cher maître, qui, après nous avoir fait profiter, quand nous étions son élève, de sa grande expérience de la chirurgie des voies urinaires, n'a cessé depuis de nous prodiguer les marques de sa bienveillance. Nous sommes heureux de pouvoir l'en remercier de nouveau ici.

Que nos autres maîtres dans les hôpitaux veuillent bien recevoir l'expression de notre gratitude.

Un de nos maîtres d'externat n'est plus, M. le Dr Féréol ; c'est avec une respectueuse émotion que nous rendons hommage à ce maître qui fut si bon pour nous.

M. le professeur Verneuil, M. le professeur Raymond ont été nos premiers maîtres de l'externat. Nous les remercions pour tout ce qu'ils nous ont appris.

Pendant notre première année d'internat provisoire, en 1891, les cinq mois que nous avons passés chez M. Richelot nous ont été d'un précieux enseignement chirurgical et resteront au nombre de nos meilleurs souvenirs.

Nous remercions également nos autres maîtres de cette année, MM. Blum et Bourneville.

Nous avons passé la plus grande partie de l'année 1892 comme interne provisoire chez M. Peyrot. Nous le remercions de sa bonté à notre égard et nous n'avons qu'un regret, c'est de ne pas avoir été plus longtemps son élève.

Que M. Porak reçoive nos remerciements pour l'enseignement qu'il nous a donné, pendant notre séjour à la Maternité de l'hôpital Lariboisière, et pour la bienveillance avec laquelle il nous a depuis ouvert son service.

C'est à M. Thibierge que nous devons ce que nous savons des maladies de la peau. Nous avons pu, à son école, nous convaincre de ce que peut la pratique attentive et constante de l'antisepsie dans le traitement de ces affections.

Nous n'oublions pas nos autres maîtres dans les hôpitaux : MM. Jalaguier, Gaucher, Netter et Guinard.

M. le Dr Giraudeau a été pour nous pendant tout le cours de nos études un véritable ami ; ses conseils ne nous ont jamais fait défaut, et il nous a donné à diverses reprises des preuves de son amitié que nous n'oublierons jamais. Nous sommes heureux de pouvoir le lui redire ici.

M. le professeur Tillaux nous a fait le grand honneur d'accepter la présidence de notre thèse. Nous savons le prix qu'il faut attacher à cette faveur, et nous lui en exprimons toute notre reconnaissance.

CHAPITRE PREMIER

Historique.

Chopart, dans le premier volume de son traité des maladies des voies urinaires, paru en 1791, dit, en traitant de l'inflammation de la vessie : « *Enfin son action s'affaiblit,* « *se perd, comme dans toute autre inflammation qui atta-* « *que un muscle, un organe moteur* » (1).

Dans le second volume du même traité il consacre un chapitre à « la paralysie de la vessie par l'inflammation de « ses parois » et développe ainsi son idée : « En traitant de « l'inflammation de la vessie nous avons dit que l'action « de ce viscère s'affaiblit par cet état, qu'il perd sa con- « tractilité *de même que tous les organes musculaires* « *enflammés. En effet on ne voit jamais un muscle enflam-* « *mé se contracter ; si on le force d'agir il ne peut exécu-* « *ter que de faibles mouvements* »... « On ne doit donc plus « croire présentement que la vessie enflammée et plus « sensible acquiert plus d'énergie et se contracte avec « plus de force qu'avant cet état ; elle est au contraire « impuissante et cesse d'agir jusqu'à ce que la phlogose « de ses parois soit dissipée » (2).

(1) Tome I, p. 430-431, 2e édition, 1821.
(2) *Id.* Tome II, p. 17.

Si nous avons tenu à citer textuellement Chopart, ce n'est pas pour chercher un appui à une théorie pathogénique que les faits cliniques démontrent suffisamment ; mais c'est pour réparer ce qui nous semble une injustice. Chopart ne parle pas seulement de la vessie enflammée ; il ne considère sa paralysie que comme le cas particulier d'une loi générale. Or c'est cette loi qui porte le nom de Stokes et l'on voit que Chopart l'a formulée quarante-six ans avant Stokes, dont le traité des maladies de la poitrine n'est paru qu'en 1837. Il est vrai que Stokes ne parle pas seulement de l'inflammation du muscle lui-même, mais de l'inflammation de la membrane muqueuse ou séreuse à laquelle il est uni, et qu'il étend cette loi aux muscles striés, comme le diaphragme ou les intercostaux. Il nous paraît, néanmoins, que le nom de Chopart ne doit pas être oublié et que la loi dite « loi de Stokes » mériterait plus justement le nom de « loi de Chopart-Stokes ».

Nulle part les rapports de la muqueuse avec la tunique musculeuse sous-jacente ne sont plus intimes que dans la vessie. Les cellules épithéliales reposent directement sur le derme, sans membrane basale interposée, et le derme lui-même se confond insensiblement avec la sous-muqueuse dont les faisceaux conjonctifs se continuent à leur tour sans interruption avec ceux de la couche musculaire ; certains faisceaux provenant de cette dernière, signalés par M. Albarran, s'avancent même jusque sous le derme de la muqueuse. La riche vascularisation de la vessie, avec ses réseaux musculaires, sous-muqueux, muqueux, et sous-épithéliaux ; les réseaux lymphatiques de la muqueuse réunis aux lymphatiques musculaires, les nerfs dont on a suivi les ramifications jusque sous l'épithélium, tout concourt à établir une solidarité étroite entre la muqueuse et le plan musculaire qui la double, on ne voit donc pas pourquoi la vessie échapperait à une loi de pathologie générale. Il semble cependant en être ainsi, si l'on tient compte du silence général des auteurs, et les quelques recherches que nous avons faites nous ont montré que, loin d'être reconnue comme une chose banale ou fréquente, la paralysie de la vessie à la suite de cystite était rarement admise, quand même on en discutait la possibilité.

Nous avons déjà cité Chopart. Pour trouver mentionnée à nouveau cette cause de paralysie il faut aller jusqu'à Civiale, qui, dans le 3e volume de son *Traité des maladies des organes génito-urinaires*, parlant de la cystite aiguë qui se manifeste dans les cas d'hypertrophie de la vessie, dit que : « L'on voit des vessies racornies, à « parois très épaisses, acquérir d'énormes dimensions « sous l'influence d'une phlegmasie qui paralyse la con« tractilité du viscère, *avant même d'avoir fait naître des « symptômes saillants* » (1).

Dans le *Traité des maladies des voies urinaires* de Voillemier et Le Dentu, M. le professeur Le Dentu, après avoir parlé de la rétention d'urine par spasme au cours de la cystite aiguë, ajoute : «... Celle-ci (la rétention) « peut être d'ailleurs favorisée par une autre circons« tance, à savoir la parésie ou la paralysie des fibres « musculaires du corps de la vessie par le fait de l'in-

(1) Tome III, p. 483, 2e édition, 1851.

« flammation. » Mais il ajoute : « Nous croyons pour notre « part que cette cause de rétention d'urine doit être rare « et en corrélation avec la cystite interstitielle qui n'est « certes pas la variété la plus commune » (1). Et plus « loin : L'atonie secondaire accompagne ordinairement « l'atrophie ou l'hypertrophie des fibres musculaires ; « elle peut être le résultat d'inflammation aiguë ou chro- « nique vésicale ou périvésicale, et alors il est probable « qu'elle se rattache à des altérations matérielles du « tissu musculaire » (2).

Dans son article : *Maladies de la vessie*, du Dictionnaire encyclopédique, reflet de l'enseignement de M. le professeur Guyon, M. Hache, énumérant toutes les causes possibles de paralysie musculaire, cite la paralysie des muscles « par suite de l'inflammation des muqueuses qui « les recouvrent », et dit bien que toutes ces variétés peuvent être observées à propos de la vessie ; mais arrivé à la paralysie par inflammation de voisinage, il déclare qu'elle est : « exceptionnelle » et ajoute : « nous ne connaissons pas d'observation qui signale cet « accident à la suite des cystites aiguës ».

M. le professeur Guyon, dans ses *Leçons cliniques sur les affections chirurgicales de la vessie et de la prostate*, ne signale pas cette complication des cystites, et, dans ses *Leçons cliniques sur les maladies des voies urinaires* (3), il ne parle pas à propos de la rétention d'urine, de la paralysie de la vessie enflammée.

(1) Tome II, p. 233
(2) *Id.*, p. 375.
(3) 2e édition, 1885.

Dans une récente édition du même traité, parlant de l'inertie de la vessie chez les prostatiques, il a cependant ajouté cette phrase : « Les cystites la favorisent et « peuvent la déterminer même chez de jeunes sujets » (1), mais il paraît surtout être question là de l'influence de la cystite sur les rétentions chroniques.

Les quelques lignes, plus ou moins restrictives, des auteurs que nous venons de citer sont tout ce que nous avons pu trouver sur le sujet qui nous occupe, tant dans les vieux auteurs que dans les modernes, et après des recherches assez étendues.

Il semble donc qu'il s'agisse là de quelques chose de très rare et d'anormal, puisque les auteurs même qui le mentionnent ne le font qu'en en révoquant de suite en doute la probabilité, et que M. Hache, dans son article, paru pourtant en 1889, déclare ne pas connaître d'observation signalant la paralysie vésicale à la suite de cystite aiguë.

Or, après avoir montré que cette paralysie de la vessie *existe*, nous espérons démontrer qu'elle est fréquente, et joue un rôle important dans l'étiologie d'une rétention journellement observée : la rétention d'urine aiguë ou passagère des rétrécis.

(1) 3e édition, 1894, t. I, p. 186.

CHAPITRE II

Rétention d'urine au cours des cystites aiguës.

Si la paralysie de la vessie dans le cours des cystites n'est pas chose admise, il n'en n'est pas de même de la rétention d'urine. Tous les auteurs la décrivent parmi les complications de la cystite, mais, qu'il s'agisse d'une cystite blennorrhagique ou tuberculeuse, la pathogénie n'en varie pas. La rétention est due à un spasme de la portion membraneuse de l'urèthre, ou à un gonflement de la prostate ; et, par rétention, nous n'entendons parler ici que de la rétention complète aiguë.

M. Leprévost, dans sa thèse (1), attribue la rétention au spasme du sphincter uréthral dont la contraction réflexe est parfois portée au point de constituer une véritable contracture, une sorte de « tétanie uréthrale », suivant l'expression de M. Mauriac ; cette rétention complète, ajoute-t-il, n'est pas très rare dans le cours de la cystite.

Il n'exprime là, d'ailleurs, que l'opinion de M. le professeur Guyon qui tend cependant à ne plus attribuer au

(1) *Étude sur les cystites blennorrhagiques.* Th. Paris, 1884.

spasme une action exclusive, qu'il s'associe à un gonflement de la prostate comme dans la cystite blennorrhagique, ou comme dans les rétentions des névropathes, à de la parésie, de la « neurasthénie » vésicales (1).

Cette opinion est celle de la majorité des auteurs, avec les quelques variantes mentionnées précédemment.

Nous ne discuterons pas l'existence de ces causes de rétention, car elles sont réelles. Nous protestons seulement contre une pathogénie trop exclusive, et nous voulons montrer qu'à côté de la rétention par spasme, de la rétention par gonflement de la prostate, il y a la rétention par paralysie de la vessie sous l'action directe de la cystite même.

Chopart, qui a signalé le premier cette variété de rétention, en a admirablement décrit les symptômes :

« Cette espèce de rétention se déclare subitement et « se reconnaît : 1° aux envies fréquentes d'uriner ; « 2° à la douleur aiguë que le malade éprouve dans la « région de la vessie, douleur qui augmente par les « efforts qu'il fait pour uriner et qui s'étend dans la « région des reins et le long de l'urèthre, jusqu'à « l'extrémité du gland ; 3° à la fréquence et à la dureté « du pouls et aux autres symptômes de fièvre ; 4° au « redoublement de la douleur quand on touche et qu'on

(1) M. le professeur Guyon vient d'insister récemment (Des troubles de la miction dans les néoplasie vésicales. *Gaz. hôp.* 28 juin 1894), sur l'importance de la cystite comme facteur de rétention dans les néoplasies vésicales, mais il ne donne pas d'explication nouvelle du mécanisme de cette rétention.

« presse la région hypogastrique ; 5° à l'introduction « facile de la sonde dans la vessie ; 6° aux douleurs « vives qu'excite le contact de cet instrument contre « les parois de ce viscère ; 7° à la couleur rouge et « enflammée des urines ; 8° enfin à l'absence des « signes propres aux autres espèces de rétention. »

Ce sont là les symptômes réunis de la rétention et de la cystite. Il n'y a pas à discuter la possibilité de cette paralysie de la vessie, alors qu'il est facile de la prouver ; il n'y a qu'à apporter des observations ne donnant prise à aucune objection, c'est-à-dire ; un malade atteint de cystite avec la triade symptomatique : fréquence des mictions, pus dans les urines, douleur spontanée pendant la miction et provoquée par la palpation ; cette cystite étant antérieure à la rétention, et celle-ci disparaissant en même temps que la cystite s'atténue. Le cathétérisme doit, en outre, être facile, sans qu'il y ait de spasme de l'urèthre, ni de douleur, ni d'augmentation de volume de la prostate, par le toucher rectal ou l'exploration intra-uréthrale.

Seule une objection subsiste : pourquoi n'y a-t-il pas paralysie du col de la vessie et incontinence? C'est un fait qu'a toujours constaté M. Bazy, jamais on n'observe de paralysie du col. Cette région semble jouir d'une immunité spéciale, sans que l'on puisse dire exactement pourquoi.

Les observations que nous apportons sont au nombre de trois, dues toutes les trois à la grande obligeance de M. Bazy.

Nous aurions pu en trouver quelques-unes dans les vieux auteurs, mais elles tombaient sous le coup d'objections que nous voulons éviter et l'absence de spasme ou d'une inflammation de la prostate n'y était pas suffisamment démontrée. Dans les auteurs modernes, nous n'en avons trouvé aucune, ou du moins, la cystite n'étant pas mentionnée, nous n'avons pas le droit de l'admettre.

Voici nos trois observations :

Obs. I (inédite). — *Cystite. Rétention d'urine consécutive.* (Due à l'obligeance de M. Bazy.)

En août 1892, je suis appelé à voir avec mon collègue Talamon un client de M. Lécorché, M. V..., âgé de 58 ans, atteint de rétention d'urine avec distension. Ce malade souffrait depuis longtemps et avait reçu les soins d'un de nos confrères qui l'avait considéré comme prostatique et lui avait donné des conseils en conséquence. La vessie évacuée, et facilement évacuée, avec une *sonde en caoutchouc rouge*, je pratique le toucher rectal qui ne me révèle *aucune augmentation de volume de la prostate,* pas plus que la sonde ne m'avait révélé une longueur anormale du canal prostatique. Cette rétention avait été précédée de *tous les signes de la cystite :* envies fréquentes d'uriner, douleurs en terminant, urines troubles, pas d'hématuries.

L'étude des antécédents me fit penser qu'il s'agissait là d'une cystite *parablennorrhagique* prolongée, car en l'étudiant avec soin, on constatait que, depuis la dernière blennorrhagie, qui remontait à une trentaine d'années, la vessie avait de temps en temps donné des signes d'irritation.

Le traitement fut le traitement classique : cathétérismes répétés, lavages d'abord à l'eau boriquée puis au nitrate d'argent, et la guérison fut complète, absolue, après un mois. La vessie

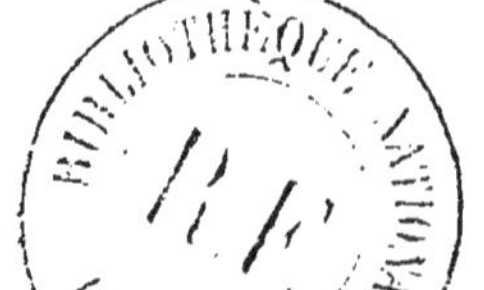

se vide complètement, le cathétérisme fait après l'évacuation spontanée ne donnant rien. Le mot : absolu ne s'applique pas à lacystite, car l'urine n'est pas devenue, malgré nos efforts, absolument limpide ; néanmoins l'état persiste bon depuis ce moment; plus de douleurs, plus d'envies fréquentes d'uriner.

Nous n'ajouterons qu'une remarque à cette observation. Il n'est pas très rare de voir des prostatiques, ou des malades considérés comme tels, retrouver à la suite de rétentions, même prolongées, l'usage de leur vessie; mais une vessie reprenant ses fonctions aussi complètement que chez ce malade, c'est là un fait absolument exceptionnel et qui devait à lui seul, avant le toucher et le cathétérisme, faire supposer qu'il y avait là autre chose qu'une hypertrophie de la prostate.

Obs. II (inédite). — *Cystite blennorrhagique. Rétention d'urine.* (Due à l'obligeance de M. Bazy.)

En octobre 1892, je suis appelé par le Dr Christine, d'Asnières, auprès d'un jeune homme de ses clients atteint pour la deuxième fois de blennorrhagie et qui avait cru, malgré les recommandations de son médecin, devoir la traiter par le mépris (c'était son expression). Le résultat a été une rétention absolue dont trois cathétérismes faciles (*la sonde de caoutchouc rouge n° 18* passait sans difficultés) sont venus à bout.

Le toucher rectal et la palpation bimanuelle ne me permirent de constater *aucune augmentation de volume de la prostate.*

Le col seul est douloureux à la pression. La rétention avait été *précédée de tous les signes de la cystite* qui ont persisté, quoique *atténués*, après le cathétérisme.

Des instillations pratiquées ultérieurement sont venues à bout de la cystite.

J'ajoute qu'il a eu plus tard un abcès péri-uréthral sans communication avec l'urèthre.

Obs. III (inédite). — *Cystite blennorrhagique. Rétention d'urine.* (Due à l'obligeance de M. Bazy.)

M. X..., interne en pharmacie à l'hôpital Lariboisière, est pris, dans le cours d'une blennorrhagie, d'une rétention d'urine.

Depuis trois à quatre jours il avait des envies fréquentes d'uriner, des douleurs à la fin de la miction, du pus dans l'urine, et enfin il est pris brusquement de rétention d'urine.

Le *cathétérisme, très facile*, est pratiqué avec une sonde en caoutchouc rouge, et deux cathétérismes suffisent pour faire cesser cette rétention ; après le premier cathétérisme, je pratique le toucher rectal et je ne perçois *aucune augmentation de volume de la prostate.*

Un grand nombre d'observations de rétention par cystite ont d'ailleurs échappé à M. Bazy, imbu qu'il était de l'idée qu'il s'agissait toujours, dans ces cas-là, de phénomènes de congestion ou d'inflammation prostatiques ; mais il se rappelle avoir vu fréquemment des malades pris, à chaque poussée de cystite, de rétention d'urine, sans grosse prostate et sans spasme, et dont il n'a pas recueilli alors l'observation.

Quoi qu'il en soit, dans les trois observations précédentes, la rétention est due manifestement à la cystite qui existait avec tous ses signes : pus, douleur, fréquence des mictions, antérieurement à la rétention ; et le cathétérisme facilement pratiqué avec une sonde molle, le toucher rectal et l'exploration de l'urèthre, ont montré qu'il n'y avait ni spasme, ni augmentation de volume de la prostate.

On pourra cependant prétendre qu'il s'agit dans ces trois cas d'une paralysie vésicale d'origine névropathique.

Nous ferons remarquer qu'il n'y a là qu'une question de mots, car la « neurasthénie vésicale », survenant sous l'influence d'une cystite et disparaissant avec elle, serait quand même une paralysie due à la cystite. Quant à nier l'influence du système nerveux, nous en sommes très éloigné. Il est certain que la cystite ne paralyse pas toutes les vessies, et le facteur inconnu qui fait que les unes cèdent et non les autres, doit probablement être cherché dans la prédisposition nerveuse. Mais la pathogénie de la rétention reste toujours la même.

Et d'ailleurs, lorsqu'on trouve la prostate un peu douloureuse, un peu gonflée, chez un malade atteint de cystite et de rétention, l'explication que l'on donne — en l'absence de spasme — de la cause de la rétention, est-elle bien exacte? La prostate oppose-t-elle vraiment une barrière suffisante? Et ne s'agit-il pas là aussi d'une paralysie de la vessie? Nous pourrions conclure des observations précédentes à ces cas moins typiques; mais, même en l'absence de cystite, il semble qu'une légère inflammation de la prostate exerce une action inhibitrice sur le centre vésical. Cette question fort intéressante ne rentre plus dans notre sujet; nous citerons cependant, résumée, l'observation publiée par M. le Dr Dubuc dans les *Annales des maladies des organes génito-urinaires*, avril 1885, sous ce titre: *Observation de rétention d'urine de cause prostatique, difficultés du cathétérisme.*

— Un malade, à la suite d'un excès alcoolique, est pris de rétention d'urine. Il urine goutte à goutte. Le toucher rectal montre une prostate douloureuse, augmentée;

les contractions expultrices sont fréquentes. Dans la région prostatique on est arrêté par la paroi inférieure. La fine bougie conductrice de l'uréthrotome est introduite jusque dans la vessie. *Aussitôt* s'écoule un *jet* mince, mais ininterrompu, de 200 gr. d'urine. La bougie est laissée à demeure et le malade urine abondamment autour de la bougie. C'était une prostate tuberculeuse congestionnée. Le fait remarquable est, pour M. Dubuc, l'action de la fine bougie, car l'obstacle siège au col même ou dans son voisinage immédiat; aussi cette action reste pour lui inexpliquée, tandis que, dit-il, dans le rétrécissement, on comprend l'action de la bougie. En la laissant à travers le rétrécissement, sa présence amène le relâchement du tissu induré de la coarctation et le malade urine, parce que « l'accès de l'urine dans la portion située en amont de la stricture est des plus faciles », mais ici il semble qu'une sonde seule aurait pu être efficace. —

Nous ne rechercherons pas si le malade de M. Dubuc avait de la cystite, qu'il ne signale pas, mais, ce qui est certain, c'est que l'action « inexpliquée » de la fine bougie provoquant un jet d'urine immédiat a été une action stimulatrice de la contraction vésicale, dont l'affaiblissement devait contribuer pour une bonne part à produire cette rétention. Nous avons surtout cité cette observation parce que nous allons retrouver des faits analogues en discutant l'action de la fine bougie à demeure dans les rétrécissements de l'urèthre.

CHAPITRE III

Rétention d'urine aiguë au cours des rétrécissements de l'urèthre.

La rétention d'urine aiguë est un épisode relativement fréquent au cours des rétrécissements de l'urèthre. Son pronostic le plus souvent bénin, les particularités de son étiologie et de son traitement l'ont fait longuement étudier par la plupart les auteurs. Et cependant son mécanisme et sa pathogénie sont encore discutés.

Le tableau clinique de la rétention, telle qu'elle survient habituellement chez les rétrécis, est aujourd'hui classique. Ce n'est pas, comme chez les prostatiques, l'achèvement d'une rétention depuis longtemps incomplète ; ce n'est pas non plus un épisode aigu dans le cours d'une rétention chronique. C'est une rétention brusque, accidentelle, qui est quelquefois pour le malade le premier signe révélateur de sa lésion uréthrale, et qui ne se reproduit plus souvent à l'avenir.

C'est chez les rétrécis jeunes, à musculature vésicale intacte, qu'elle se présente avec ses caractères les plus saillants. Le début en est quelquefois subit, après un repas copieux, un excès de coït, un refroidissement, ou même simplement le matin au réveil ; mais souvent aussi le rétréci, avant d'en arriver à la rétention complète, a éprouvé, sous l'action de ces mêmes causes, des difficultés plus ou moins grandes pour uriner. Pendant quelques minutes, parfois pendant quelques heures, il a poussé et fait des efforts infructueux, rien n'est venu, « c'est plutôt un retard de la miction qu'une rétention », dit M. le prof. Guyon, « mais pendant ce retard le malade a toutes les angoisses de la rétention ». Peu de rétrécis n'ont pas eu de ces avertissements, beaucoup, la plupart même, ne vont jamais au delà ; mais quelquefois cet état se prolonge et la rétention est constituée, rétention aiguë et bruyante.

L'interrogatoire du malade vous révèle bien des antécédents de blennorrhagies ou de traumatisme uréthral, mais il est plus sûr d'interroger l'urèthre. C'est alors que l'on constate parfois, avec quelque surprise, qu'un explorateur à boule n° 14, ou plus gros, arrive sans difficulté jusqu'à la vessie d'un malade qui ne peut uriner ; en un certain point du parcours, toutefois, la boule a été serrée, ne jouissant plus de la même liberté que dans le reste du canal, passant à frottement, mais, en somme, avec facilité. Ce ne sont pas les cas les plus fréquents.

Le plus souvent, les explorateurs de numéros décroissants sont successivement arrêtés dans le parcours de la région spongieuse, et quand on arrive à la portion bulbaire, un n° 3 ou 2, ou une bougie filiforme peuvent seuls passer ; c'est bien, d'ailleurs, au niveau même du rétrécissement qu'a lieu l'arrêt. On sait ce qui se passe, la fine bougie est laissée à demeure, le malade urine autour d'elle, et, deux jours après, on est surpris, en retirant cette bougie passée à grand'peine, d'introduire sans difficulté un n° 8 ou 10 qui permet de continuer progressivement la dilatation.

Nous allons revenir en détail sur chacun de ces points, en discutant les opinions des auteurs.

Le fait saillant est celui-ci : voilà un malade porteur d'un rétrécissement qui lui permet d'uriner suffisamment, qui admet une bougie 10 ou 12. Sous l'influence d'une des causes précitées : 1° le rétrécissement se rétrécit encore, au point de ne plus admettre qu'une bougie filiforme; 2° la vessie ne peut plus se vider. Dans quel rapport sont ces deux facteurs : la diminution de calibre du rétrécissement et la rétention ? Sont-ils indépendants ? Ou s'ils sont liés, lequel des deux précède l'autre ? Comment, enfin, agissent les excès de boisson, coït, refroidissement, pour produire la rétention ?

La réponse de la majorité des auteurs est la même.

Nous ne ferons que mentionner l'opinion d'Amussat, pour qui, sous l'influence d'un excès, l'urèthre, toujours malade en arrière de l'obstacle, sécrète en plus grande quantité une mucosité blanchâtre qui vient s'agglomérer derrière le rétrécissement tuméfié par l'abord des liquides, et en bouche tout à fait l'ouverture.

Pour M. Verneuil, il s'agirait d'un spasme de l'urèthre, qui, indéniable parfois, ne saurait cependant rendre compte de tous les faits. Pour M. Desprès, il y aurait inflammation au niveau du rétrécissement; mais la brusquerie des phénomènes de rétention ne va guère avec l'hypothèse d'une inflammation, toujours quelque peu lente à se constituer et à disparaître.

L'opinion aujourd'hui classique, celle de M. le professeur Guyon et de ses élèves, est la suivante :

Ces causes de rétention : excès de boissons, excès sexuels, séjour au lit, sont essentiellement des causes congestionnantes. Il se fait une poussée congestive, suivie de gonflement, au niveau du rétrécissement dont le calibre devient de plus en plus étroit, et les contractions de la vessie sont impuissantes à triompher de cette coarctation ; d'où rétention aiguë. Dès que l'urine est évacuée (ponction sus-pubienne, fine bougie à demeure, cathétérisme appuyé, traitement antiphlogistique) le rétrécissement reprend ses dimensions premières et la vessie se vide, dans la suite, avec facilité, jusqu'à une nouvelle crise.

Reprenons ces différents points.

D'abord, tous les rétrécis n'ont pas de rétention, loin de là. Quatre sur cinq, d'après M. le professeur Guyon, échappent à cette complication et beaucoup de ceux-là sont porteurs d'un rétrécissement très étroit, alors que chez d'autres, à rétrécissement moins serré, la rétention éclatera à l'occasion de causes occasionnelles qui seront restées sans effet chez les premiers ou n'auront produit chez eux que quelques troubles passagers.

On peut se demander le pourquoi de cette différence. Le fait est frappant surtout, quand un malade dont le rétrécissement laisse passer un n° 12 ou 14 est atteint de rétention complète, aiguë, qui en épargnera toujours un autre dont le canal n'admet que difficilement un n° 2 ou 3. Si l'action congestive sa localise, pourquoi n'est-ce pas au niveau du rétrécissement serré, et comment expliquer la rétention dans les rétrécissements larges ? (1) et cette rétention s'observe souvent, de l'avis même de M. Guyon. Or, chez les rétrécis de cette catégorie, même congestionné et gonflé, l'obstacle uréthral n'est pas si complet qu'il ne laisse passer facilement une boule 8 ou 12, et leur voisin, à rétrécissement filiforme, vide facilement sa vessie. Tous les deux sont d'ailleurs dans les mêmes conditions : vessie jeune encore, vessie de rétréci à musculature intacte et, comme le répète si souvent, et avec juste raison, M. Guyon, « on urine avec sa vessie bien plus qu'avec son urèthre ». La vessie du malade au rétrécissement large a donc dû faiblir.

Pour M. Guyon, il n'en est rien. La résistance passive de l'urèthre épaissi, augmentée par une nouvelle poussée congestive et compliquée ou non de spasme, suffit à expliquer la rétention. La perte de puissance contractile de la vessie n'est jamais invoquée que comme consécutive à la rétention et proportionnée à la durée de cette rétention.

Il n'est point parlé de parésie primitive de la vessie, précédant et causant la rétention, et, d'ailleurs, on ne voit pas, semble-t-il, pourquoi la vessie se paralyserait.

C'est pourtant là la vraie cause de la rétention. C'est bien le muscle vésical qui faiblit le premier sous l'action d'une poussée de cystite.

(1) Nous n'entendons nullement parler du rétrécissement large tel que l'ont décrit les auteurs américains, rétrécissement admettant quelquefois un n° 18 ou 19 ; nous employons simplement ce mot ici à défaut d'autres pour désigner les rétrécissements d'un calibre suffisant pour que la miction soit facile.

Nous avons prouvé la réalité de cette cause de rétention dans les cystites aiguës ; avant d'aller plus loin, nous allons citer deux observations de rétention d'urine survenue à la suite de cystite dans des rétrécissements larges, sans spasme uréthral, alors que l'urèthre était facilement perméable. Nous discuterons ensuite la fréquence de ces faits, mais après en avoir au préalable démontré la réalité.

Obs. IV (inédite). — *Rétrécissement large. Cystite. Rétention d'urine consécutive.* (Due à l'obligeance de M. Bazy.)

M. C..., de Narbonne, 36 ans, vient me consulter pour la première fois en 1884, porteur de plusieurs rétrécissements soignés de différentes façons et vient me consulter surtout parce qu'il est sujet à des poussées de rétention d'urine qu'il met sur le compte d'un « virus eczémateux » (*sic*), qui tantôt, dit-il, se porte sur l'urèthre, tantôt sur l'anus. Quand il est du côté de l'anus, alors les symptômes sont à leur maximum et il est sûr, dit-il, d'avoir de la rétention ; quand au contraire il a un petit écoulement uréthral, alors il urine facilement.

L'analyse des symptômes me permet de dire que ces fameuses poussées de virus eczémateux du côté de l'anus et du rectum qui se traduisent par des épreintes et du ténesme, ne sont autre chose que le retentissement, en somme assez fréquent, des symptômes de cystite. Quand la cystite prend un caractère un peu aigu, elle est suivie de rétention, aussi porte-t-il constamment avec lui une bougie ou une petite sonde n° 10 qu'il passe quand il ne peut pas uriner.

J'aurais voulu lui faire à ce moment l'uréthrotomie interne, mais il avait à ce sujet ses idées et je dus me borner à faire la dilatation. Or je ne pus arriver à faire cesser les accès de rétention que lorsque le canal eut été traversé par le n° 16 qui passait assez facilement.

J'ai suivi ce malade depuis ce moment, il s'est très souvent négligé, le rétrécissement s'est reproduit à plusieurs reprises, chaque fois les accès de rétention sont revenus et ne disparaissaient que lorsque la dilatation et, par suite, l'évacuation des produits septiques, étaient suffisantes. Il a fini par accepter l'uréthrotomie interne qui l'a débarrassé.

Obs. V (inédite). — (Due à l'obligeance de M. Bazy.)

M. D..., 24 ans, m'est envoyé par le Dr Vibert en août 1893. Il a eu il y a trois jours une rétention d'urine survenue dans le cours d'une blennorrhagie ; on a été obligé de le sonder et on n'a pu passer qu'une bougie n° 12 car l'urèthre est rétréci dans plusieurs points (portion scrotale et portion périnéale) ; ce n'est pas en effet la première blennorrhagie qu'il a : il en a eu une première il y a trois ans et les rétrécissements dont il est porteur remontent à celle-là. La rapidité de leur évolution m'a frappé.

Quoi qu'il en soit, comme il avait des symptômes de cystite, je lui fais une instillation de quinze gouttes de solution de nitrate d'argent au 1/50 ; il a eu une rétention le lendemain. Il revient, je lui fais une nouvelle instillation : la cystite disparaît et la rétention aussi. Je lui avais conseillé la dilatation ; il s'est senti suffisamment soulagé pour ne plus revenir.

Mais, il y a quatre mois (mars 1894), il revient avec un nouvel écoulement, une nouvelle poussée de cystite et de la rétention ; il s'est sondé à plusieurs reprises chez lui ; je commence par lui faire une instillation avec la bougie à boule perforée n° 9 et je lui conseille la dilatation.

La première instillation le soulage, la deuxième un peu plus ; je commence la dilatation à partir du n° 10. Je la fais irrégulièrement parce qu'il aime mieux les instillations qui le soulagent davantage et le font uriner plus facilement que la dilatation.

A partir du n° 16 il se sent tellement soulagé qu'il ne revient plus, une dernière instillation lui ayant été faite.

Je suis certain que, malgré mes recommandations, il ne poussera pas plus loin la dilatation ; il devra revenir parce que le retour du rétrécissement favorisera le retour de la cystite et qu'il aura encore de la rétention.

Ici, d'une façon bien évidente pour moi et pour le malade, le traitement de la cystite a plus fait pour la rétention que le traitement du rétrécissement.

Nous n'avons rien à ajouter à ces deux observations où l'influence de la cystite apparaît avec toute sa netteté.

Nous croyons donc prouvée cette pathogénie de la rétention qui paraissait, a priori, être seule possible dans certains rétrécissements larges. Il y a cystite et paralysie vésicale consécutive. On comprend pourquoi une vessie qui n'est ni distendue, ni atteinte dans sa structure, faiblit en présence d'un léger obstacle uréthral, puisqu'elle cède à une cause qui paralyse la fibre musculaire, en l'absence de tout obstacle. Ce que nous avons prouvé pour les rétrécissements larges, nous pensons qu'on peut le dire de la grande majorité des rétentions chez les rétrécis.

Ici, nous pourrions apporter des observations nombreuses de porteurs de rétrécissements étroits ayant de la cystite et de la rétention, mais l'objection qu'on nous ferait subsisterait toujours : vous trouvez un rétrécissement gonflé, presque infranchissable, rien dans vos observations ne vous autorise à déclarer que ce n'est pas ce rétrécissement qui est la cause de la rétention, mais une cystite, qui existe, soit, mais n'a pour nous aucun rôle.

Il est bien entendu que la cystite doit être nettement

caractérisée par ses trois symptômes — la fréquence seule des mictions n'étant chez un rétréci d'aucune valeur — et, d'un autre côté, doit être antérieure à la crise de rétention. Malgré cela, l'interprétation des faits donnera toujours prise à la discussion.

Aussi, avant de donner les arguments qui plaident en faveur de l'opinion que nous défendons, voyons ceux qui militent contre la pathogénie de la rétention telle qu'elle est actuellement admise, et telle que nous l'avons exposée plus haut.

Pourquoi cette localisation de la congestion au niveau d'un point sclérosé et peu vasculaire ? M. Tuffier, dans sa thèse (1), tout en montrant que le rôle de la congestion est moins important chez les rétrécis que chez les prostatiques, car le tissu du rétrécissement est fibreux, l'admet cependant, d'après M. le professeur Guyon, dans ces cas de rétention brusque qui sont le premier symptôme d'un rétrécissement peu serré ou qui ne font qu'accentuer un rétrécissement déjà étroit, et il s'agit pour lui de phénomènes congestifs qui se passent dans le corps spongieux, au niveau de la stricture uréthrale.

Les recherches de MM. Wassermann et Hallé (2), confirmant celles de Finger, ont montré qu'il y avait, au niveau du rétrécissement, une « uréthrite scléreuse totale », suivant leur expression ; l'épithélium devenu pavimenteux stratifié, corné même par places ; le derme infiltré d'éléments embryonnaires, épaissi par du tissu fibreux, et la

(1) Du rôle de la congestion dans les maladies des voies urinaires. Thèse Paris, 1885.

(2) *Annales des maladies des organes génito-urinaires*, 1891.

couche élastique qui le double normalement, dissociée par la sclérose. Une partie du corps spongieux, plus ou moins considérable, est oblitérée par des noyaux de tissu fibreux et les parties conservées, elles-mêmes, profondément frappées, aux aréoles diminuées, presque oblitérées, aux grosses artères frappées d'endartérite. De nouvelles recherches, publiées cette année même (1), et portant sur douze nouveaux cas de rétrécissement, n'ont fait que confirmer et accentuer leur opinion première et ils ont trouvé, en particulier, le corps spongieux transformé en un anneau fibreux, complet dans beaucoup de cas, très souvent occupant la moitié ou les deux tiers de son épaisseur. On retrouve à peine quelques aréoles perméables à la face interne de l'enveloppe fibreuse. Ces lésions du corps spongieux sont constantes, étendues, profondes, dans les rétrécissements de l'urèthre.

Comment ce tissu de cicatrice, peu vasculaire, pourrait-il subir une congestion, rapide dans son apparition et sa disparition ?

Et s'il s'agissait vraiment d'un phénomène congestif, comment agirait la fine bougie à demeure? ce petit corps étranger, qui, loin d'irriter, gonfler et même enflammer la muqueuse, semblerait, par quelque mystérieuse action de présence, dilater le rétrécissement.

Un pareil mode d'action n'est plus guère invoqué, d'ailleurs. La bougie agit évidemment en permettant au malade d'uriner, comme le permet une ponction hypogastrique ; une fois la vessie vidée, la rétention cesse et avec elle la congestion de tout l'appareil.

(1) *Idem*, 1894.

Nous croyons, en effet, que les causes, dites congestionnantes, et qui le sont en effet, n'agissent que légèrement sur le canal, mais provoquent surtout une *poussée aiguë de cystite et une parésie de la vessie sous l'influence de cette cystite.* (Le mot de cystite est un peu exagéré dans quelques cas, où il s'agit surtout de congestion vésicale.) L'obstacle augmente, l'impulsion diminue, il n'en faut pas plus pour que la rétention s'établisse ; or celle-ci est par elle-même un facteur d'une congestion qui va occuper tout le corps spongieux, mais retentira surtout sur les points rétrécis où les quelques aréoles restées perméables peuvent amener par leur réplétion une diminution de calibre, très sensible ici, inappréciable dans le reste de l'urèthre.

On peut nous faire de suite trois objections :

1° La cystite n'est pas si fréquente que cela.

2° Quand on constate la cystite, elle peut bien être consécutive à la rétention.

3° Comment prouver l'existence de la cystite chez un rétréci ?

A cela nous répondrons que la cystite est assez fréquente chez les rétrécis et qu'elle l'est au moins autant que la rétention ; qu'on retrouve chez les rétrécis rétentionnistes, quand on les interroge, les symptômes d'une cystite antérieure, atténuée depuis, mais qu'un excès va facilement réveiller. En particulier les cystites que M. Bazy appelle « parablennorrhagiques », dues aux microbes pyogènes vulgaires qui semblent ne pouvoir s'installer et prospérer que sur un terrain préalablement — qu'on nous passe le mot — défriché par le gonocoque qui s'attaque à l'épithélium sain. Sur cet état de congestion entretenu par les efforts de la miction, un excès de boisson, de coït, etc., va provoquer, grâce à ce microbisme latent, une poussée de cystite précédant de peu la rétention, dont elle sera la cause.

C'est aussi l'opinion de M. le professeur Guyon que la congestion habituelle de la vessie la prédispose à la cystite et que les excès déjà mentionnés suffisent à provoquer *directement* une poussée de cystite qui vient se greffer sur cet état congestif permanent; mais M. Guyon admet aussi que cette cystite peut se produire « par l'intermédiaire d'une crise passagère de rétention », et là, nous croyons qu'il faut intervertir l'ordre des facteurs. Le produit, d'ailleurs, n'est pas changé. C'est toujours un rétréci avec rétention et cystite, mais l'étude des antécédents a montré chez lui qu'à la rétention préexistait la cystite, avec ses trois signes classiques, et s'il faut constater ceux-ci au complet, nous ferons cependant remarquer avec M. le professeur Guyon qu' « il est « rare que la cystite des rétrécis offre à signaler de « fortes proportions de pus ».

La cystite est démontrée; mais la rétention est-elle due à la perte de contractilité de la vessie ? Cela est possiblepuisque nous l'avons prouvé à propos des rétrécissements larges. Rien ne le prouve mieux ici que l'action du cathétérisme appuyé.

On sait en quoi consiste cette manœuvre dont nous empruntons la description à M. le professeur Guyon (1). « Quand on interroge les malades qui ont été souvent

(1) *Leçons clin. mal. des voies urinaires*, t. I, 1894.

« atteints de ces rétentions éphémères dont nous parlions « il y a un instant, ils nous fournissent presque tous les « renseignements suivants : empêchés d'uriner, ils s'ar- « ment d'une bougie qui depuis longtemps ne pénètre « plus, ils la conduisent jusqu'au rétrécissement, ils « appuient sur l'obstacle, et bientôt sentent que l'urine le « franchit, ils retirent rapidement la bougie et l'urine « jaillit. La miction s'opère plus ou moins bien, mais la « partie est gagnée pour ce jour-là encore ; la rétention « cesse après quelques hésitations jusqu'à la fois sui- « vante. »

M. le professeur Guyon pense que cette manœuvre agit en combinant ses effets à ceux de la colonne urinaire, et que l'effort exercé à la face antérieure du rétrécissement par la bougie s'ajoute à celui que fait l'urine poussée par la vessie contre sa face postérieure et qui, grâce au point d'appui antérieur fourni par la bougie, réussit à entre-bâiller les parois rétrécies et indurées du canal.

Or, 1° Est-il exact que l'urine soit au contact du rétrécissement ? Non, car si l'on sonde un malade qui fait ainsi effort, l'urine apparaît à l'extrémité de la sonde, non pas dès que le rétrécissement est franchi, mais seulement quand l'œil de la sonde atteint l'orifice vésical.

2° Une fois la bougie retirée, pourquoi l'urine qui part en jet continue-t-elle souvent à jaillir ? le point d'appui antérieur manque pourtant et, de ce que l'urine a pu passer la première fois, il ne s'ensuit pas qu'elle empêche le rétrécissement de revenir sur lui-même.

3° Enfin le malade sent-il vraiment l'urine passer dans son rétrécissement, comme le dit M. le professeur Guyon ?

Ne la sent-il pas plutôt traverser sa région prostatique sensible? L'absence d'urine derrière le rétrécissement force bien d'admettre cette dernière interprétation.

Nous pensons que le cathétérisme appuyé agit tout autrement. Il se produit là une action réflexe, analogue à celle qu'ont signalée dans leurs expériences Nawrecki et Skobitchewsky (1) qui, chez le chat, ont observé des contractions de la vessie à la suite d'excitations portant sur le trijumeau, le sciatique, etc. Ici, l'action excitante de la bougie porte sur la muqueuse uréthrale, c'est-à-dire — dans la région du rétrécissement — sur les ramifications ultimes des nerfs périnéal profond et dorsal de la verge, gagne par le nerf honteux interne le plexus sacré, le renflement lombaire et le centre vésical et provoque ainsi, par voie réflexe, les contractions de la vessie. Cette excitation est assez énergique pour triompher de la parésie vésicale due à la cystite.

Les détails même du cathétérisme appuyé plaident en faveur de cette hypothèse.

Le malade presse sur l'entrée du rétrécissement avec une bougie qui ne pénètre plus, et attend ainsi quelques instants, maintenant sa pression, sans que rien ne vienne; survient alors une contraction vésicale qui dure quelques secondes, puis s'arrête; le malade répète de nouveau sa manœuvre, suivie du même effet; mais peu à peu, la vessie devient plus excitable et contractile, et la miction, *de plus en plus facile*, finit par s'achever seule.

C'est ce qu'on peut observer, plus fréquemment encore,

(1) *Arch. de Pflüger*, vol. XLVIII.

dans la manœuvre de la bougie à laquelle les malades ont plus souvent recours. Ils introduisent dans l'urèthre une bougie filiforme qui franchit encore leur rétrécissement, la poussent jusque dans la vessie, puis la retirent, et l'urine jaillit pendant un court instant. Ils recommencent, comme dans le cas précédent, jusqu'à ce que la vessie soit vidée. Le résultat de cette manœuvre peut d'ailleurs être définitif dès la première introduction de la bougie et la contraction vésicale une fois commencée peut ne plus s'interrompre.

Combien de malades qui n'ont jamais eu de crise de rétention, ou qui en reculent longtemps l'apparition, en se servant de la fine bougie qu'ils portent toujours sur eux, dès qu'ils sont menacés de rétention, c'est-à-dire, pour nous, dès que leur vessie faiblit. S'il s'agissait, en effet, de congestion primitive au niveau du rétrécissement, on ne voit pas comment une pression passagère et répétée à l'entrée de ce rétrécissement triompherait de l'obstacle.

Il est évident que par le cathétérisme appuyé, de même que par le passage répété de la bougie, le malade vide sa vessie avant que sa contractilité ne soit complètement perdue, et qu'elle ne se laisse passivement distendre.

Nous parlons ici des menaces de rétention aiguë, accidentelle, due à une poussée de cystite, mais, dira-t-on, le cathétérisme avec la bougie est mis journellement en usage par nombre de gens, et pourtant faut-il admettre que ces gens menacés de rétention passagère, c'est-à-dire pour nous à vessie impuissante, ont tous de la cystite? Notre expérience, encore insuffisante, ne nous aurait pas permis de répondre, mais M. Bazy nous a déclaré n'avoir jamais rencontré de rétréci, atteint ou menacé de rétention passagère, qui n'ait pas de cystite.

L'action de la bougie filiforme laissée à demeure est aussi frappante. Passée péniblement dans un rétrécissement qu'elle a parfois légèrement fait saigner au passage, à peine est-elle dans la vessie, qu'on voit l'urine s'écouler lentement, puis, dit M. le professeur Guyon, « celle-ci « s'écoule abondamment et s'élance même sous forme de « jet. Quelques heures à peine se sont passées que déjà « la vessie s'est progressivement vidée et garde la faculté « de se vider soit spontanément, soit le long de la petite « bougie. »

Pourquoi l'urine ne s'écoule-t-elle pas lentement, uniformément, et arrive-t-elle à jaillir alors que le rétrécissement n'a pu encore subir une augmentation de calibre appréciable. Là encore il s'agit d'un réflexe, plus puissant que dans la manœuvre du cathétérisme appuyé, car l'action de la bougie porte sur toute l'étendue du rétrécissement, les portions membraneuses, prostatique de l'urèthre, et le col de la vessie; les voies centripètes sont par conséquent plus nombreuses en même temps que la durée du contact est plus longue.

Ségalas, en 1828, décrivait déjà le procédé, d'usage courant, qui consistait à mettre à demeure une petite bougie à pointe « très mince et très souple » appuyée sur le rétrécissement. Après quelques heures, plus ou moins, le malade commençait à uriner.

D'ailleurs la diminution du jet d'urine est souvent un symptôme précurseur de la rétention chez les rétrécis, et cette diminution tient bien plus à la parésie de la vessie qu'à l'étroitesse du rétrécissement; petit jet ne veut pas dire rétrécissement serré.

Quant à l'uréthrotomie, elle prévient la rétention en évacuant les produits septiques comme le ferait une ouverture d'abcès bien plus qu'en livrant passage à l'urine et c'est ainsi que s'explique l'utilité de son action dans les rétrécissements larges.

Nous croyons avoir prévu toutes les objections. La dernière qu'on puisse nous faire, c'est qu'une vessie qui se laisse facilement distendre est une vessie déjà altérée. Nous répondrons que l'action paralysante de la cystite n'en subsiste pas moins. Nous n'avons parlé que de la rétention chez des sujets jeunes, mais il est évident que la rétention d'urine s'observe souvent chez de vieux rétrécis à vessie sclérosée par l'âge, la distension prolongée et la cystite chronique. Il est certain que ces vessies cèdent facilement. Un faible obstacle suffit à les distendre, la moindre poussée de cystite aiguë paralyse cette fibre musculaire affaiblie, et bon nombre de rétentions complètes greffées sur une rétention incomplète reconnaissent cette origine. Nous n'insisterons pas davantage là-dessus, on conclura facilement du plus au moins.

Quant aux cas, fréquents, de rétention, qui cèdent à un traitement médical, visant la congestion et le spasme, nous ferons remarquer que ce traitement (cataplasmes, bains, suppositoires belladonés, tc.), est précisément celui de la cystite aiguë, cause réelle de la rétention.

Nous croyons donc avoir prouvé que la cystite était une cause fréquente de rétention d'urine et que cette rétention était due à la paralysie vésicale.

Nous avons montré que dans les cas de rétention survenant chez les malades porteurs d'un rétrécissement large (facilement perméable à une bougie moyenne, au moment même de la rétention), la paralysie par cystite, suivant le mécanisme que nous avons indiqué, était, en l'absence de spasme uréthral, la seule interprétation possible. De cela, comme de la paralysie par cystite, nous avons apporté des observations.

Enfin, après avoir constaté que la pathogénie et le mécanisme de la rétention complète aiguë survenant dans le cours de rétrécissements serrés, tels qu'ils étaient admis jusqu'ici, étaient passibles de nombreuses objections, nous nous sommes efforcé d'en donner une explication nouvelle et, en particulier, la paralysie de la vessie à la suite d'une poussée de cystite, nous a paru répondre à la réalité des faits. Mais, nous ne prétendons pas dire qu'il y a toujours de la cystite. Il faut tenir compte de l'action nerveuse, spasme ou paralysie de la vessie, et aussi, d'après M. Bazy, d'une action inhibitrice produite par le rétrécissement sur le centre vésical, point de vue intéressant sur lequel nous ne voulons pas insister.

Il nous reste à nous excuser d'apporter un aussi petit nombre d'observations. Nous les devons à l'extrême obligeance de notre cher maître M. Bazy. Il les fallait absolument concluantes, prouvant : 1° l'existence de la paralysie de la vessie dans les cystites ; 2° l'existence de cette paralysie due à la cystite dans les rétrécissements larges ; aussi plusieurs d'entre elles qui laissaient place à un doute, ont-elles été éliminées. De même les observations, rares d'ailleurs, des auteurs anciens. Nous n'avons pu, à notre grand regret, trouver à prendre nous-même l'observation de malades atteints de rétention d'urine aiguë à la suite de cystite, malades assez rares en dehors des services spéciaux, et surtout accidentels.

Quant aux observations de rétentions vulgaires et fréquentes de rétrécis, nous l'avons déjà dit, elles ne vaudraient que par l'interprétation. Mais les quelques cas que nous avons pu voir depuis que nous recherchons la cystite dans les antécédents des rétrécis, en ne la considérant plus comme consécutive à la rétention, ce que nous faisions autrefois, nous ont convaincu que la théorie que nous soutenons est vraie dans le plus grand nombre des cas.

Maintenant, on trouvera, peut-être, que nous avons posé beaucoup de questions sans toujours les résoudre. Nous pourrions dire que nous n'avons fait qu'opposer des hypothèses appuyées sur des faits à d'autres hypothèses ; notre excuse est qu'il s'agit d'un sujet en somme encore nouveau ; nous avons voulu surtout montrer l'importance de l'inertie vésicale, primitive, comme le voulait Civiale, par rapport à la rétention ; mais secondaire par rapport à la cystite, et nous sommes persuadé que les travaux ultérieurs ne feront que compléter cette démonstration.

CONCLUSIONS

I. — La rétention d'urine aiguë reconnaît souvent pour cause unique la cystite. Celle-ci agit en paralysant la tunique musculaire sous-jacente à la muqueuse enflammée, suivant la loi de Chopart-Stokes.

II. — La paralysie passagère de la vessie, sous l'influence de la cystite, peut seule expliquer la rétention d'urine aiguë dans certains cas de rétrécissements larges.

III. — La rétention aiguë qui survient dans le cours du rétrécissement de l'urèthre est due, le plus souvent, à cette même cause.

IV. — Les causes qui déterminent la rétention aiguë, agissent précisément en réveillant ou provoquant la cystite. La vessie cède la première, la congestion au niveau du rétrécissement n'est que secondaire.

V. — Certains des moyens destinés à permettre l'évacuation de l'urine (cathétérisme appuyé, bougie fine à demeure) agissent en déterminant par action réflexe la contraction de la vessie.

IMPRIMERIE LEMALE ET Cie, HAVRE